RECHERCHES STATISTIQUES

SUR LA PHTHISIE PULMONAIRE

DANS LA VILLE DE BORDEAUX

RECHERCHES STATISTIQUES

SUR LA

PHTHISIE PULMONAIRE

CONSIDÉRÉE COMME CAUSE DE DÉCÈS

DANS LA VILLE DE BORDEAUX

PAR LE D' MARMISSE

Membre correspondant de la Société de Médecine de Paris
et de la Société de Statistique de Marseille, Membre titulaire de la Société d'Anthropologie
de Paris.

MÉMOIRE PRÉSENTÉ AU CONGRÈS MÉDICAL INTERNATIONAL DE 1867

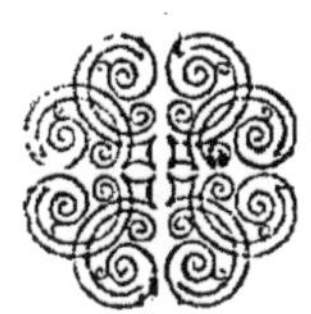

PARIS

VICTOR MASSON ET FILS, LIBRAIRES-ÉDITEURS

rue de l'École-de-Médecine

1867

AVANT-PROPOS

La première question du programme proposé par le Congrès médical international de 1867 se dédouble d'une manière tout à fait tranchée. Une partie regarde l'anatomie et la physiologie pathologiques du tubercule. L'autre partie soulève le problème de la tuberculisation dans les différents pays, et de son influence sur la mortalité générale. Cette dernière partie est encore elle-même complexe ; car la tuberculisation peut envahir plusieurs appareils anatomiques. — Ainsi, l'appareil cérébral, ou cérébro-spinal, l'appareil intestinal avec ses annexes, l'appareil osseux, l'appareil glandulaire, mais surtout l'appareil respiratoire. Nous laissons à d'autres, plus favorisés que nous sous le rapport des moyens d'observer, l'importante tâche de traiter la première partie. Quant à la seconde, nous n'en prendrons encore qu'un élément, mais pourtant le principal : celui de la tuberculisation pulmonaire considérée comme cause de décès dans un milieu géographique bien circonscrit, celui d'une ville de cent quatre-vingt-douze mille habitants. Nous désirons, et nous espérons même, que des recherches analogues, faites sur différents points, dans d'autres grandes villes, pourront surgir, et que de leur rapprochement il jaillira quelque vive lumière sur un des plus obscurs et des plus désastreux fléaux morbides qui affligent l'humanité.

Les auteurs du programme ont accompagné l'énoncé de la question de commentaires destinés à guider l'observateur : « On devra » surtout tâcher de préciser les conditions étiologiques qui, dans les » différents pays, sont considérées comme ayant une influence active et prépondérante. L'influence de l'âge, du sexe, du climat ; » celle des races diverses, des habitudes sociales, des boissons, des » aliments, des industries spéciales aux lieux où l'observation sera » faite..... seront donc autant de points particuliers qui devront appeler l'attention..... Il est très important, et l'on ne saurait trop » insister sur ce point, que les documents mis en œuvre pour étu» dier ces diverses questions soient aussi exacts que possible. On » devra donc soumettre tous les renseignements, même et peut-être » surtout les statistiques administratives, à un contrôle rigoureux, » avant de les accepter à titre de matériaux d'une valeur positive. »

NATURE ET APPRÉCIATION DES DOCUMENTS

Les lignes qui précèdent nous font une obligation de nous étendre un peu sur l'origine et la qualité des documents qui ont servi de base à notre travail. Dans une ville richement pourvue d'hospices et d'hôpitaux, et où la constatation des décès est convenablement organisée, il est impossible que l'enquête des décès phthisiques ne soit pas à la fois complète et exacte. Or, c'est au milieu de ces excellentes conditions que nos matériaux ont été recueillis. Au bureau de l'état civil de la ville de Bordeaux, aucun acte mortuaire n'est dressé sans la présentation d'un bulletin médical qui contient la date exacte du décès, les nom et prénoms, profession et état civil, lieu de naissance et âge du décédé, avec la mention aussi exacte que possible de la cause présumée de la mort. Les 4,829 bulletins mortuaires rangés sous la rubrique de la phthisie pulmonaire ont été pris dans une masse de 36,000 environ ; ils ont été dépouillés par nous-même avec un soin tout spécial, et ils peuvent être classés en deux groupes quant à leur origine. Les uns, au nombre de 1,518 se rapportent à des décès phthisiques survenus dans les divers hospices ou hôpitaux de notre ville[1]. Ces bulletins sont arrivés à l'état civil, signés par les médecins chefs de service; ils proviennent donc d'une source qui satisfait à toutes les exigences d'une bonne statistique médicale. Pour l'autre groupe, celui des décès phthisiques survenus en ville et à domicile, nous osons réclamer une sympathie scientifique tout aussi fondée. En effet, il est facile de prouver que, dans l'immense majorité des cas, un décès phthisique ne peut guère échapper à l'investigation du médecin vérificateur qui veut consciencieusement remplir son mandat, aussi bien sous le rapport scientifique que sous le rapport administratif. Les difficultés du diagnostic ne sont presque pas plus grandes pour lui que pour le médecin traitant appelé le dernier auprès du phthisique.

Il est très exact d'objecter qu'au début il peut être quelquefois difficile de diagnostiquer une phthisie pulmonaire. Mais dans la période ultime de la maladie, et après le décès même, il en est bien autrement. L'aspect presque caractéristique du cadavre, les renseignements fréquemment obtenus sur les antécédents héréditaires, la déclaration nettement et toujours identiquement formulée par les divers médecins qui ont été consultés surtout dans les derniers temps de la maladie, l'énumération de ses symptômes essentiels, l'historique des divers traitements employés, ne voilà-t-il pas un ensemble de données qui suffisent amplement au médecin vérificateur pour connaître le diagnostic des médecins traitants, et pour le formuler dans son rapport administratif?

Une expérience personnelle de plusieurs années nous permet d'affirmer qu'un décès par phthisie tuberculeuse, soit laryngée, soit pulmonaire, étant donné, il est rare qu'un médecin vérificateur des décès ne puisse arriver à la connaissance de la cause mortuaire avec les moyens d'investigations que nous venons d'énumérer.

Aussi, l'absence d'un renseignement toujours venu directement d'un médecin traitant n'ôte pas à nos matériaux les qualités scientifiques que nous leur donnons.

1. Hôpital Saint-André, hôpital Militaire, hospice des Enfants-Trouvés et assistés, hospice de la Maternité, hospice des Vieillards et des Incurables, hospice des Vénériens, hospice des Aliénées, hospice du Dépôt de Mendicité, hospice libre des Petites-Sœurs, hospice libre du Tondu, Asile des Sourdes-Muettes.

Nous repoussons donc comme un véritable préjugé, avec M. Marc d'Espine, l'opinion de certains confrères qui ne voudraient pas admettre chez un médecin vérificateur une aptitude suffisante pour reconnaître beaucoup de causes mortuaires, s'il n'a pas de renseignements venus d'un médecin traitant.

Une preuve indirecte de la bonté de nos matériaux, c'est l'estime qu'en a faite M. le docteur Bertillon dans plusieurs circonstances, alors que nous n'avions publié qu'un tiers de ce travail. Dans ses *Études statistiques de Géographie pathologique*, il fait à nos matériaux l'honneur de les grouper parmi ceux qui lui paraissaient les seuls dignes de confiance, soit pour leur origine, soit pour leur dépouillement.

Pour terminer ce qui regarde l'examen critique de nos documents, nous dirons encore qu'ils appartiennent à deux périodes distinctes, relativement à notre statistique locale. Un groupe de nos bulletins mortuaires a été recueilli avant l'annexion qui a agrandi subitement la population bordelaise de 8,000 à 9,000 habitants.

De plus, nous ajouterons que le service de la constatation médicale des décès en ville est faite par trois docteurs médecins, dont le traitement fixe est de 2,600 francs par an.

Maintenant que nous nous sommes suffisamment expliqué sur la valeur de nos documents, nous allons les étudier analytiquement.

RECHERCHES STATISTIQUES

SUR LA

PHTHISIE PULMONAIRE

CONSIDÉRÉE COMME CAUSE DE DÉCÈS

DANS LA VILLE DE BORDEAUX

Degré de fréquence des décès phthisiques par rapport aux séries vivantes et aux séries mortuaires.

Les 4,829 bulletins mortuaires phthisiques qui servent de base à nos recherches ont été recueillis pendant une période de neuf ans (1858-1866). Or, pendant cette période, il y a eu deux recensements officiels, dont les résultats sont loin d'être identiques. L'un, fait en 1861, a donné le chiffre de 162,000 habitants environ ; l'autre, terminé vers le milieu de 1866, a découvert une population de 192,000 habitants environ, ce qui fait une différence de 30,000. Pour être dans le vrai, il n'est pas possible de rapporter les 4,829 décès phthisiques à l'un ou à l'autre de ces nombres. Nous croyons donc devoir prendre une moyenne, c'est à dire rapporter ces décès à 177,000 habitants. Par cette voie, nous trouvons que pour 10,000 habitants, la part annuelle des décès phthisiques est de 30.56. Quant au rapport des décès phthisiques aux décès généraux, en mettant en présence la mortuaire générale de la période 1858-1866 et la mortuaire phthisique, nous trouvons que, pour 1,000 décès généraux, la part des décès phthisiques est de 134.

En utilisant un travail de M. le docteur Bertillon sur la statistique comparée des décès phthisiques, nous pouvons faire des rapprochements intéressants :

Limbourg (Belgique)	49 décès phthisiques pour 10,000 hab.				
Flandre orientale.	46	—	—	—	
Ville de Paris.	41	—	—	—	
Belgique { villes.	41	—	—	—	
Belgique { campagnes. . .	36	—	—	—	
Belgique { entière.	37	—	—	—	
Ville de Londres.	29	—	—	—	
Angleterre.	29	—	—	—	
Canton de Genève.	25	—	—	—	
Namur (province belge). . . .	25	—	—	—	
Luxembourg (prov. belge). .	25	—	—	—	

On voit que pour l'impôt phthisique payé annuellement, la ville de Bordeaux occupe une place assez favorable entre les deux extrêmes, 49 et 25.

Voyons le tableau parallèle au précédent pour le rapport des décès phthisiques aux décès généraux :

Limbourg (Belgique)	214 décès phthis. pr 1,000 décès gén.				
Flandre orientale.	196	—	—	—	
Belgique { campagnes. . .	167	—	—	—	
Belgique { villes.	157	—	—	—	
Belgique { entière.	161	—	—	—	
Namur.	135	—	—	—	
Paris.	131	—	—	—	
Luxembourg.	129	—	—	—	
Angleterre	126	—	—	—	
Genève.	124	—	—	—	
Londres	116	—	—	—	

Nous supposons bien connue la grande différence que M. Bertillon a fait remarquer, avec autant de raison que d'insistance, entre le rapport des décès d'une catégorie aux séries vivantes, et ce même rapport aux séries mortuaires.

Nous ferons remarquer que nous avons cherché le rapport des décès phthisiques à tous les décès généraux déterminés ou non déterminés, dans la conviction où nous sommes que notre enquête a englobé tous les décès phthisiques.

Si le nombre des décès généraux venait à varier, soit en plus, soit en moins, par exemple par une invasion cholérique ou par la cessation presque complète de la fièvre typhoïde, il est certain que le rapport (134 décès phthisiques pour 1,000 décès généraux) subirait des modifications inverses, sans que le fléau phthisique se soit modifié lui-même. Ce rapport ne peut donc nullement servir de mesure pour apprécier la salubrité d'un milieu ; c'est le rapport des décès phthisiques aux vivants, qui, dans cette circonstance, a une véritable valeur.

Influence de l'âge sur le degré de fréquence.

Chaque âge constitue, vis-à-vis des maladies diathésiques surtout, un terrain plus ou moins prédisposé à recevoir leur germe et à favoriser leur évolution. Le principe est spécialement applicable à la diathèse tuberculeuse. Nous allons donc chercher quel est le degré de prédisposition de chaque âge à l'explosion meurtrière de la phthisie pulmonaire. Voici les documents dont nous nous sommes servis, et que nous publions à la fin de ce Mémoire :

1° La distribution par séries d'âge de la population dans les deux recensements officiels de 1861 et 1866 ;

2° La mortuaire générale (distribution par âge des décès généraux) de la période 1858-1866 ;

3° La mortuaire phthisique correspondant à cette mortuaire générale.

Nous nous sommes posé une série de problèmes analogues à celui-là : « Étant donné 10,000 individus vivants de tel âge, combien en meurt-il annuellement par phthisie pulmonaire ? » Voici comment nous avons procédé, en prenant pour modèle le cas des individus au dessous de 5 ans.

Nous avons pris la moyenne des enfants au dessous de 5 ans, recensés en 1861 et en 1866 ; elle est de 13,444. Puis, nous avons cherché dans la mortuaire phthisique la moyenne annuelle correspondante ; et, avec ces données, nous avons trouvé que 10,000 de ces enfants fournissent annuellement 22 décès phthisiques. Ce genre de recherches nous a procuré le tableau suivant :

44 décès phthisiques annuels pour 10,000 individus entre 20 et 25 ans

43	—	—	—	—	30	35
41	—	—	—	—	25	30
36	—	—	—	—	35	40
33	—	—	—	—	15	20
30	—	—	—	—	50	55
29	—	—	—	—	40	45
25	—	—	—	—	55	60
24	—	—	—	—	45	50
23	—	—	—	—	65	70
23	—	—	—	—	60	65
22	—	—	—	—	0	5
18	—	—	—	—	10	15
15	—	—	—	—	après 70	»
8	—	—	—	—	entre 5	10

Pour compléter l'étude de l'influence de l'âge sur le degré de fréquence de la phthisie pulmonaire, il faut poursuivre ces recherches dans le rapport des décès phthisiques aux décès généraux ; et nous nous sommes posé une série de problèmes analogues : « 1,000 décès généraux de tel âge étant donnés, quelle est la part des décès phthisiques ? »

Or, voici comment nous avons procédé, en prenant pour type les décès au dessous de 5 ans :

Si 10,601 décès généraux au dessous de 5 ans ont fourni 263 décès phthisiques, combien en fourniront 1,000 ? La réponse est 24. C'est de cette manière que nous avons obtenu le tableau suivant :

418 décès phthisiques annuels p. 1,000 décès génér. entre 25 et 30 ans

437	—	—	—	—	20	25
400	—	—	—	—	15	20
379	—	—	—	—	30	35
350	—	—	—	—	35	40
290	—	—	—	—	10	15
276	—	—	—	—	40	45
187	—	—	—	—	45	50
147	—	—	—	—	50	55
112	—	—	—	—	5	10
111	—	—	—	—	55	60
47	—	—	—	—	60	65

28 décès phthisiques annuels p. 1,000 décès génér. entre 65 et 70 ans
24   —   —   —   —   après 70 »
9   —   —   —   —   entre 0   5

Nous réservons de tirer plus loin les conclusions de ces recherches sur l'influence de l'âge pris seul.

Influence du sexe sur le degré de fréquence des décès phthisiques.

Notre groupe de décès phthisiques en contient 2,302 appartenant au sexe masculin, et 2,527 au sexe féminin ; ce qui fait 256 et 281 par an. La moyenne des individus masculins et féminins fournie par les deux derniers recensements est de 83,773 et 92,849, ce qui donne en décès phthisiques masculins 30.55, et en décès phthisiques féminins 30.27, pour 10,000 individus. La différence est donc presque nulle, quand on opère sur la masse des décès phthisiques masculins ou féminins. Les résultats trouvés par M. le docteur Bertillon sur cette influence sont un peu plus tranchés ; ils paraissent signifier une faible immunité relative en faveur du sexe masculin.

Si l'on étudie cette influence pour le rapport des décès phthisiques aux décès généraux, on trouve qu'elle est assez notable : 127 décès phthisiques masculins pour 1,000 décès généraux masculins, et 140 décès phthisiques féminins pour 1,000 décès généraux féminins.

Cette immunité relative du sexe masculin a été constatée dans les recherches analogues de l'habile et savant statisticien que nous citons si souvent.

Si nous voulons poursuivre l'étude de l'influence du sexe dans les diverses séries d'âge, nous obtenons des résultats tout à fait tranchés :

50 décès phthisiques masc. annuels pᵣ 10,000 indiv. entre 20 et 25 ans
47   —   —   —   — 25 30
42   —   —   —   — 30 35
37   —   —   —   — 50 55
37   —   —   —   — 65 70
36   —   —   —   — 35 40
31   —   —   —   — 60 65
31   —   —   —   — 40 45
30   —   —   —   — 55 60

30 décès phthisiques masc. annuels pr 10,000 indiv. entre 15 et 20 ans

29	—	—	—	—	45	50
25	—	—	—	après 70		»
23	—	—	—	entre 0		5
12	—	—	—	—	10	15
8	—	—	—	—	5	10

44 décès phthisiques fém. annuels pr 10,000 indiv. entre 30 et 35 ans

43	—	—	—	—	35	40
40	—	—	—	—	20	25
38	—	—	—	—	25	30
33	—	—	—	—	15	20
30	—	—	—	—	40	45
25	—	—	—	—	10	15
25	—	—	—	—	50	55
21	—	—	•	—	— {	0 / 45 / 55	5 / 50 / 60
19	—	—	—	—	65	70
15	—	—	—	—	60	65
14	—	—	—	après 70		»
12	—	—	—	entre 5		10

Nous allons chercher l'influence du sexe dans les différents âges pour le rapport des décès phthisiques aux décès généraux :

430 décès phthisiques mascul. pr 1,000 décès génér. entre 20 et 25 ans

397	—	—	—	—	25	30
378	—	—	—	—	30	35
329	—	—	—	—	15	20
310	—	—	—	—	35	40
275	—	—	—	—	40	45
199	—	—	—	—	10	15
198	—	—	—	—	45	50
178	—	—	—	—	50	55
130	—	—	—	—	55	60
89	—	—	—	—	5	10
55	—	—	—	—	60	65
31	—	—	—	—	65	70
23	—	—	—	—	0	5
13	—	—	—	—	après 70	»

500	décès phthisiques fémin. pr 1,000 décès géner. entre				25	30 ans
473	—	—	—	—	15	20
436	—	—	—	—	20	25
388	—	—	—	—	35	40
380	—	—	—	—	30	35
360	—	—	—	—	10	15
277	—	—	—	—	40	45
175	—	—	—	—	45	50
135	—	—	—	—	5	10
112	—	—	—	—	50	55
105	—	—	—	—	55	60
37	—	—	—	—	60	65
26	—	—	—	—	0	5
25	—	—	—	—	65	70
6	—	—	—	— après 70		»

Les conclusions suivantes peuvent résumer ces divers tableaux :

10,000 habitants fournissent annuellement, en décès phthisiques, 30.56 ; et 1,000 décès généraux comprennent 134 décès phthisiques.

C'est entre 20 et 25 ans que l'impôt phthisique est à son maximum : 44 décès pour 10,000 individus ; puis, viennent les séries entre 30 et 35, 25 et 30, 35 et 40, 15 et 20 (43 décès — 41 — 36 — 33).

C'est entre 5 et 10 ans que la contribution est à son minimum : 8 décès pour 10,000 individus ; puis, viennent les séries ultra septuagénaires, 10 et 15, 0 et 5, 60 et 65 (15 décès — 18 — 22 — 23).

Le risque du décès phthisique est à son maximum entre 25 et 30 ans : 448 décès phthisiques pour 1,000 décès généraux ; puis, viennent les séries mortuaires de 20 à 25, de 15 à 20, de 30 à 35, de 35 à 40 (437 décès — 410 — 379 — 350).

Le minimum du risque est entre 0 et 5 ans ; puis, viennent les séries mortuaires après 70 ans, entre 65 et 70, 60 et 65, 55 et 60 (24 décès — 28 — 47 — 111).

Dans les chiffres qui sont en notre possession, l'influence du sexe ne paraît pas se prononcer sur l'ensemble, mais elle se dessine très bien dans ces diverses séries d'âge.

Pour le sexe masculin, le maximum de prédisposition à la phthisie est entre 20 et 25 ans : 50 décès pour 10,000 individus ; puis, viennent les séries vivantes, de 25 à 30 ans, 30 à 35, 50 à 55 (47 décès — 42 — 37).

Le minimum est entre 5 et 10 (8 décès) ; puis, viennent les séries de 10 à 15, de 0 à 5, et après 70 ans (12 décès — 23 — 25). La période de 40 à 45 ans occupe le milieu.

Pour le sexe féminin, le maximum de prédisposition est entre 30 et 35 ans (44 décès pour 10,000 individus); puis viennent les séries vivantes de 35 à 40 ans, 20 à 25, 25 à 30, 15 à 20 (43 décès — 40 — 38 — 33).

Le minimum de prédisposition est encore ici entre 5 et 10 ans (12 décès); mais ce minimum est encore supérieur au minimum masculin correspondant; puis, viennent la série des ultra-septuagénaires, celles entre 60 et 65, 65 et 70 (14 décès — 15 — 19).

Le maximum du risque du décès phthisique pour le sexe masculin est entre 20 et 25 ans (439 décès phthisiques pour 1,000 décès généraux); puis viennent les séries mortuaires de 25 à 30 ans, de 30 à 35, 15 à 20, 35 à 40 (397 décès — 378 — 329 — 310).

Le minimum du risque est après 70 ans, puis entre 0 et 5 ans, 65 et 70, 60 et 65 (13 décès — 23 — 31 — 55).

Le maximum du risque pour le sexe féminin est entre 25 et 30 ans (500 décès phthisiques pour 1,000 décès généraux); puis viennent les séries mortuaires de 15 à 20 ans, de 20 à 25, de 35 à 40 (473 décès — 436 — 388).

Le minimum est après 70 ans (6 décès), puis entre 65 et 70, 0 et 5, 60 et 65 (25 décès — 26 — 37).

L'âge critique de la femme, c'est à dire celui de 40 à 45 ans, n'apporte pas un élément bien actif de phthisie, car cette période de la vie occupe à peu près le milieu dans cette progression.

Il n'en est pas de même pour l'âge de puberté, c'est à dire celui de 15 à 20 ans; car cet âge occupe le deuxième rang.

Influence du mariage et du célibat

Les conditions hygiéniques qui ressortent spécialement du mariage et du célibat exercent-elles une influence directe sur la phthisie pulmonaire?

Cette influence, si elle existe, est-elle utile ou nuisible?

Comme c'est dans la période de 20 à 40 ans que la phthisie pulmonaire prélève son impôt le plus large, et que, d'un autre côté, c'est dans cette même période que les conditions hygiéniques provenant du mariage et du célibat sont à leur maximum d'action sur l'indi-

— 13 —

vidu, nous croyons suffire amplement à la solution du problème posé en circonscrivant nos recherches statistiques dans l'espace de 20 à 40 ans.

Le recensement officiel de 1866 donne les chiffres suivants pour notre population :

Hommes entre 20 et 40 ans. . . 32,541 { 16,851 mariés ou veufs / 15,690 célibataires

Femmes entre 20 et 40 ans. . . 38,870 { 19,054 mariées ou veuves / 18,916 célibataires

Notre mortuaire phthisique nous donne les chiffres nécessaires pour obtenir le tableau suivant :

Proportion des décès phthisiques annuels pour 10,000 individus entre 20 et 40 ans :

Pour 10,000 individus sans distinction d'état civil. . . . . 37.10 { Hommes. 36.13 / Femmes. 36.27

Pour 10,000 individus du groupe matrimonial (mariés ou veufs). . . . . 38.85 { Hommes. 28.48 / Femmes. 42.59

Pour 10,000 individus appartenant au groupe célibataire. . . . . 41.57 { Hommes. 42.00 / Femmes. 35.46

Nous devons faire observer que cette étude au point de vue de l'état matrimonial et célibataire a été faite au moyen des chiffres donnés par le recensement de 1866, et que notre mortuaire phthisique a été construite avec des chiffres recueillis en partie pendant une période où notre population était moindre de 30,000 individus environ. Néanmoins, comme nous n'avons pu insérer dans cette mortuaire un certain nombre de décès phthisiques (40 environ) appartenant à un nouveau quartier annexé depuis deux ans (quartier de La Bastide), ces deux circonstances doivent se neutraliser en partie. De ce tableau, nous nous croyons en droit de tirer les propositions suivantes :

Le sexe n'a pas d'influence sur la mortalité phthisique dans la période de 20 à 40 ans, si l'on ne fait pas intervenir l'élément hygiénique, mariage ou célibat.

Les femmes mariées fournissent un contingent très supérieur à celui des hommes mariés. La cause primordiale de cette supériorité (42.59 en face de 28.48) doit être la grossesse.

La grossesse doit être la cause primordiale d'autant plus évidente, que, dans le groupe des célibataires, cette supériorité des décès phthisiques féminins, non seulement disparaît, mais est remplacée par une situation tout inverse, c'est à dire une infériorité vis-à-vis les décès masculins (35.40 en face de 42.86).

Donc, toute femme phthisique ou menacée de devenir phthisique doit voir dans le mariage un élément anti-hygiénique redoutable pour elle.

Si le groupe célibataire fournit un contingent supérieur au groupe matrimonial (41.57 en face de 38.85), il ne faut pas en voir la raison première dans le célibat lui-même, mais bien dans la catégorie spéciale des individus où se recrutent les célibataires. En effet, il est évident qu'un très grand nombre d'individus, hommes ou femmes, gardent le célibat parce qu'ils sont visiblement phthisiques ou sérieusement menacés de le devenir. Ainsi, notre mortuaire phthisique renferme un très grand nombre de religieuses. Or, la vie religieuse ne peut pas être accusée de favoriser directement la phthisie ; mais elle est une carrière abondamment pourvue par les jeunes filles que la phthisie menace. Donc, proportion gardée, le groupe célibataire doit fournir plus de décès phthisiques que le groupe matrimonial. Il serait même à désirer que le rapport trouvé pour le groupe célibataire fût de plus en plus supérieur à celui obtenu pour le groupe matrimonial ; car cela prouverait que le mariage serait moins fréquent parmi les individus phthisiques ou menacés de le devenir, et par suite que l'héritage de cette redoutable diathèse se transmettrait en moindre proportion.

Influence des mois et des saisons.

La distribution des décès phthisiques par mois et par saison est très inégale. Les tableaux suivants serviront à apprécier cette différence.

DISTRIBUTION DE 4,829 DÉCÈS PHTHISIQUES PAR MOIS ET PAR ANNÉES

MOIS	1858	1859	1860	1861	1862	1863	1864	1865	1866
Janvier.....	52	45	51	49	32	38	54	32	54
Février.....	20	38	37	46	45	24	53	34	54
Mars.......	60	45	43	42	46	54	41	52	52
Avril.......	47	42	36	41	47	58	59	62	59
Mai.......	54	40	37	36	44	52	41	53	53
Juin.......	33	36	28	39	35	44	31	51	52
Juillet.....	49	46	52	31	30	41	47	47	61
Août......	42	46	36	32	36	43	44	55	46
Septembre..	27	45	32	47	28	41	48	62	58
Octobre....	51	48	27	39	32	52	35	61	52
Novembre..	41	40	42	51	47	51	39	56	51
Décembre...	35	45	48	31	55	71	45	57	43
TOTAUX.	517	516	469	484	477	572	537	622	635

N. B. — Une quarantaine de décès phthisiques appartenant au quartier de La Bastide n'ont pu être inscrits dans ce tableau pour les années 1865-1866.

———

SOMME MENSUELLE DES DÉCÈS GÉNÉRAUX ET DES DÉCÈS PHTHISIQUES
PENDANT LA PÉRIODE 1858-1866

Janvier....	3,430 décès généraux	407 décès phthisiques	
Février....	2,969	—	351	—
Mars.....	3,320	—	441	—
Avril......	2,819	—	451	—
Mai......	2,730	—	410	—
Juin......	2,517	—	349	—
Juillet....	3,150	—	407	—
Août.....	3,463	—	380	—
Septembre.	2,986	—	388	—
Octobre....	2,774	—	397	—
Novembre..	2,851	—	418	—
Décembre..	3,036	—	430	—
TOTAUX.	36,081	4,829	

Les mois ne sont pas mathématiquement comparables les uns aux autres, si on ne tient pas compte de la différence des nombres de jours qui leur appartiennent. Ainsi, par exemple, janvier et février ne peuvent être mis sur la même ligne, surtout lorsqu'il s'agit d'une période assez longue, parce que le nombre de jours qu'ils fournissent durant cette période est très différent. Dans la période de neuf ans, janvier renferme 279 jours, et février 252. En ayant égard à cette différence, nous avons obtenu le tableau suivant, qui procède du maximum au minimum :

MOYENNE JOURNALIÈRE des décès généraux pour chaque mois		MOYENNE JOURNALIÈRE en décès phthisiques pour chaque mois	
Août	12.41	Avril	1.67
Janvier	12.29	Mars	1.58
Mars	11.89	Novembre	1.54
Juillet	11.39	Décembre	1.54
Février	11.34	Octobre	1.47
Septembre	11.03	Janvier	1.45
Décembre	10.88	Juillet	1.45
Novembre	10.55	Mai	1.43
Avril	10.44	Septembre	1.39
Mai	9.78	Février	1.38
Octobre	9.44	Août	1.36
Juin	9.40	Juin	1.29

On voit que les mois les plus frappés en décès généraux ne sont pas les plus frappés en décès phthisiques. Ainsi, août est en tête de la colonne des décès généraux, et il est à l'avant-dernière place dans la colonne des décès phthisiques ; janvier, qui occupe la deuxième place dans la première série, n'est qu'au milieu dans la deuxième ; octobre, qui est à l'avant-dernier rang aux décès généraux, est au cinquième dans les décès phthisiques.

Pourtant, juin maintient sa place à la fin de chaque série ; mars, qui occupe la troisième place à la première série, prend la deuxième à la série phthisique.

Il résulte de ce tableau que les causes de la mortalité mensuelle n'agissent pas avec la même intensité sur les décès généraux et sur les décès phthisiques.

A Paris, l'ordre mensuel des mois, en allant du maximum au minimum, est ainsi établi :

MORTALITÉ GÉNÉRALE	MORTALITÉ PHTHISIQUE
Mars	Juin
Avril	Avril
Février	Mars
Janvier	Mai
Mai	Février
Décembre	Janvier
Juin	Juillet
Juillet	Août
Août	Décembre
Novembre	Novembre
Septembre	Septembre
Octobre	Octobre

La même inégalité y domine que dans nos deux tableaux pour Bordeaux.

Ainsi, l'ordre mensuel de la mortalité phthisique n'est pas identique dans ces deux villes, et, de plus, dans chacune d'elles, le nombre des décès phthisiques survenus dans un mois n'est pas en proportion avec le nombre des décès généraux.

Étudions maintenant l'influence des saisons au moyen des tableaux suivants, où nous avons réuni des observations météorologiques pour une période de six ans.

HIVER (810 jours) :

Décembre . .
Janvier . . .
Février . . .

9,435 décès généraux   1,188 décès phthisiques

Moy. journal. 11. 64   Moyen. journal. 1.46

125 décès phthisiques pour 1,000 décès généraux.

Le thermomètre a oscillé entre 17° et — 7°.

Le baromètre a oscillé entre 780^m5 et 734^m6.

Le vent du nord a soufflé 159 fois.
—	sud-ouest,	105 —
—	nord-est,	84 —
—	sud-est,	70 —
—	ouest,	75 —
—	nord-ouest,	44 —
—	sud,	41 —
—	est,	40 —

Jours beaux. 258
— couverts. 160
— pluvieux. 113
— de glace. 81
— d'orage. 2

—

PRINTEMPS (828 jours) :

Mars . . . . . ⎫
Avril. . . . . ⎬ 8,869 décès généraux   1,302 décès phthisiques
Mai. . . . . . ⎭ Moy. journal. 10.68   Moyen. journal.   1.57

146 décès phthisiques pour 1,000 décès généraux.

Le thermomètre a oscillé entre 37° et — 1°.
Le baromètre a oscillé entre 777^{m}7 et 739^{m}7.

Le vent du sud-ouest a soufflé 114 fois.
— ouest,   111 —
— nord,   76 —
— nord-est,   71 —
— nord-ouest,   66 —
— sud-est,   54 —
— est,   36 —
— sud,   25 —

Jours beaux. 299
— couverts. 156
— pluvieux. 106
— d'orage. 13
— de glace. 4

—

ÉTÉ (828 jours) :

Juin . . . . . ⎫
Juillet. . . . ⎬ 9,166 décès généraux   1,130 décès phthisiques
Août. . . . . . ⎭ Moy. journal. 11.19   Moyen. journal.   1.36

123 décès phthisiques pour 1,000 décès généraux.

Le thermomètre a oscillé entre 37°5' et 11°.
Le baromètre a oscillé entre 778^{m}5 et 749^m.

Le vent du sud-ouest a soufflé 138 fois.
     —   ouest,   132 —
     —   nord-ouest,   68 —
     —   nord,   57 —
     —   nord-est,   54 —
     —   sud,   47 —
     —   est,   26 —
     —   sud-est,   21 —

Jours beaux.   319
  — couverts   110
  — de pluie   72
  — d'orage   39

AUTOMNE (828 jours) :

Septembre . ⎫
Octobre . . . ⎬ 8,511 décès généraux   1,203 décès phthisiques
Novembre. . ⎭ Moy. journal. 10.27   Moyen. journal. 1.45

142 décès phthisiques pour 1,000 décès généraux.

Le thermomètre a oscillé entre 37º et — 5º.
Le baromètre a oscillé entre 775^{m}6 et 734^{m}6.

Le vent du sud-ouest a soufflé 105 fois.
     —   sud,   82 —
     —   nord-est,   78 —
     —   ouest,   73 —
     —   sud-est,   70 —
     —   nord,   51 —
     —   est,   46 —
     —   nord-ouest,   40 —

Jours beaux.   212
  — couverts.   160
  — de pluie   97
  — d'orage.   12
  — de glace.   5

A Bordeaux, c'est en hiver que la mortalité générale est à son maximum, et c'est en automne qu'elle est à son minimum. Pour la mortalité phthisique, le maximum est au printemps, et le minimum en été. Entre l'hiver et l'automne, la mortalité phthisique ne présente pas de différence sensible.

A Paris, la mortalité phthisique trouve encore son maximum au printemps, mais son minimum est en automne. Il en est de même pour la mortalité générale ; en sorte qu'il y a parallélisme complet entre les deux mortalités, pendant les deux saisons, au moins pour leur époque du maximum et du minimum.

On a vu que ce parallélisme n'existe pas à Bordeaux. Il s'ensuivrait que les influences saisonnières dans notre ville n'agissent pas avec la même intensité sur la mortalité générale et sur la mortalité phthisique, puisque le nombre des décès phthisiques n'est pas d'autant plus grand ou plus petit que le nombre des décès généraux est plus ou moins élevé.

Nous comprenons parfaitement qu'il ne suffit pas de donner des chiffres, d'une part sur des faits médicaux, de l'autre sur des phénomènes climatériques et météorologiques, mais qu'il faut encore interpréter l'action de ceux-ci sur ceux-là.

Les fluctuations du baromètre et du thermomètre, l'état hygrométrique de l'air, les phénomènes électriques plus ou moins sensibles, la direction des vents, constituent des *circumfura* au sein desquels les êtres vivants, et surtout l'homme, sont plongés, à la façon du poisson au sein des eaux. Par conséquent, leur action sur l'organisme vivant ne peut être contestée.

Mais il n'est pas dans notre intention de chercher ici quelle peut être cette action sur l'organisme, en tant que vicié par la tuberculose. Nos chiffres, d'ailleurs, sont trop restreints pour permettre une pareille étude.

Influence de la profession.

Il est impossible que les professions n'exercent pas une influence sérieuse sur la phthisie, soit pour déterminer son explosion, soit pour modifier son évolution. Mais, il faut l'avouer, l'étude de cette influence spéciale est excessivement compliquée par le mélange simultané de plusieurs autres éléments hygiéniques dont l'influence se combine à celle de la profession elle-même. L'alimentation, l'habitation, l'âge auquel l'individu a commencé la profession, le temps depuis lequel il l'exerce, le degré d'aisance ou de misère dans lequel il se trouve, le plus ou moins de régularité hygiénique dans lequel il vit, voilà tout autant d'éléments nécessaires qui modifient dans un sens avantageux ou désavantageux l'action directe de la profession ; en sorte qu'il est bien difficile d'y saisir ce qu'a pu faire la profession seule.

Il est encore une autre cause qui rend notre étude bien difficile : c'est la privation de plusieurs données statistiques nécessaires à la solution du problème.

Les recensements officiels sont très défectueux sous le rapport des professions. Ils se placent uniquement au point de vue industriel et économique, et font des groupes les plus disparates au point de vue hygiénique ; en sorte que les hygiénistes ne peuvent le plus souvent utiliser les chiffres fournis par ces recensements. Ainsi, on voit ensemble les graveurs et les imprimeurs, les maréchaux ferrants et les selliers, les peintres et les plâtriers, les tonneliers et les coffretiers, les charpentiers et les menuisiers, etc. Pour le moment, il nous est donc impossible de mettre les décès professionnels en face des individus vivants. — Le tableau suivant servira à établir le risque phthisique parmi les décès généraux des groupes professionnels que nous avons établis, eu égard à leur plus ou moins d'analogie hygiénique :

GROUPES PROFESSIONNELS	DÉCÈS GÉNÉRAUX	DÉCÈS PHTHISIQUES
Professions masculines purement matérielles :		
Manœuvres, terrassiers, journaliers, portefaix, hommes de peine, rouleurs, sacquiers, arrimeurs.	1,528	284 - 18,50 %
Professions féminines à gages :		
Domestiques, cuisinières, journalières.	1,321	250 - 18,30 »
Professions féminines ouvrières :		
Couturières, tailleuses, lingères, tapissières, chapelières, modistes, fleuristes, piqueuses, brodeuses, bordeuses.	960	295 - 30,40 »
Propriétaires-rentiers.	692	28 - 4,00 »
Professions en contact avec les métaux, le feu et la vapeur :		
Serruriers, cloutiers, chaudronniers, poêliers, fondeurs, potiers, ferblantiers, lampistes, mécaniciens, chauffeurs, verriers, faïenciers, raffineurs, charrons, forgerons.	642	195 - 27,20 »
Commis, employés, petits fonctionnaires. . . .	580	125 - 21,00 »
Marins, bateliers, capitaines de navires	490	70 - 14,20 »
Professions à bâtisse :		
Tailleurs de pierre, maçons, couvreurs, entrepreneurs, marbriers, plâtriers, paveurs, cantonniers.	453	85 - 18,10 »
Menuisiers, ébénistes, bâtonniers, tourneurs sur bois, fabricants de caisses, découpeurs, parqueteurs, chaisiers, sculpteurs sur bois. . . .	442	157 - 35,50 »
Professions agricoles :		
Jardiniers, vignerons, laboureurs, résiniers. . .	438	35 - 7,90 »
Cordonniers.	432	95 - 21,10 »
Militaires de tout grade.	371	77 - 20,70 »
Négociants, gros marchands, gros industriels, financiers.	366	47 - 12,80 »
Tonneliers.	363	74 - 20,40 »
Charretiers, voituriers, cochers, bouviers, palefreniers	359	67 - 18,60 »

GROUPES PROFESSIONNELS	DÉCÈS GÉNÉRAUX	DÉCÈS PHTHISIQUES
Marchands d'un rang inférieur.............	308	40 - 12,20 %
Charpentiers............................	250	37 - 14,40 »
Tailleurs...............................	234	40 - 17,00 »
Professions libérales :		
Magistrats, médecins, pharmaciens, avocats, officiers ministériels, hauts employés, ingénieurs...........................	201	7 - 3,40 »
Boulangers, confiseurs, pâtissiers, cuisiniers...	194	41 - 21,10 »
Professions infimes :		
Ramoneurs, décrotteurs, chiffonniers, remouleurs, saltimbanques, mendiants, colporteurs, chanteurs ambulants....................	171	36 - 21,00 »
Domestiques mâles, hommes à gages........	157	43 - 27,30 »
Religieuses.............................	154	67 - 43,50 »
Peintres-vitriers........................	138	40 - 28,90 »
Blanchisseuses..........................	117	9 - 7,60 »
Lisseuses...............................	84	30 - 35,70 »
Graveurs, lithographes, horlogers, bijoutiers..	80	34 - 42,50 »
Douaniers, octroiens.....................	80	18 - 22,50 »
Scieurs de bois, scieurs de long..........	79	19 - 24,00 »
Coiffeurs...............................	70	28 - 40,00 »
Chapeliers..............................	67	31 - 46,20 »
Ecclésiastiques.........................	65	7 - 10,90 »
Professeurs-instituteurs..................	63	4 - 6,30 »
Bouchers, tripiers, charcutiers...........	61	4 - 6,50 »
Tisserands, cordiers, fileurs, passementiers..	47	8 - 17,10 »
Ouvrières aux tabacs....................	34	17 - 50,00 »
Papetiers, relieurs, cartonniers..........	32	21 - 65,00 »
Voiliers................................	31	5 - 16,10 »
Tanneurs-corroyeurs.....................	29	5 - 17,20 »
Charbonniers...........................	29	8 - 27,50 »
Sabotiers-formiers......................	29	8 - 27,50 »
Tapissiers..............................	23	10 - 43,40 »
Selliers-carrossiers-bourreliers..........	27	5 - 18,50 »

Co tableau fait voir combien le risque phthisique varie suivant le groupe professionnel dans lequel on le cherche, et combien les extrêmes sont loin du chiffre trouvé pour le risque phthisique général que nous avons trouvé pour tous les décès généraux. Les groupes les plus favorisés sont les suivants :

Risques phthisiques :

3.40 pour individus à professions libérales.
4.10 pour propriétaires et rentiers.
6.80 pour professeurs et instituteurs.
6.50 pour ouvriers agricoles.
7.90 pour ecclésiastiques.
12.80 pour négociants, financiers, etc.

Nous n'avons pas osé y insérer le groupe des blanchisseuses, dont le risque phthisique : 7,60, pourrait être très hasardé et aurait besoin de venir d'un groupe beaucoup plus fourni.

A l'autre extrémité de l'échelle, nous trouvons des résultats excessivement élevés qui nous donnent beaucoup de défiance et nous imposent une grande réserve, à cause du petit nombre de décès sur lequel nous avons été obligé d'opérer.

Tel est le chiffre de 65.00 pour le groupe des papetiers, relieurs, cartonniers ; de 50.00 pour celui des ouvrières à tabacs, et de 46,00 pour celui des chapeliers.

Nous sommes plus hardis à donner les résultats suivants :

Risques phthisiques :

43.50 pour religieuses.
42.50 pour graveurs, horlogers, etc.
40.00 pour coiffeurs.
35.50 pour menuisiers, ébénistes, etc.
30.40 pour couturières, lingères, etc.
28.90 pour peintres.

La lecture de notre tableau complétera cette échelle, et nous ne pouvons qu'y renvoyer le lecteur.

Influence de l'indigence.

M. le docteur Bertillon nous a félicité d'avoir poursuivi l'étude de l'influence de la misère sur les causes morbides des décès. — C'est qu'en effet l'indigence est une condition anti-hygiénique excessivement active. Dans la phthisie pulmonaire, où la thérapeutique hygiénique parait devoir l'emporter actuellement sur la thérapeutique médicale, l'indigence occupe un premier rang parmi les agents nuisibles. Aussi, croyons-nous très important de chercher à apprécier son intervention.

L'indigence d'un individu est clairement indiquée par son inscription sur le registre du Bureau de bienfaisance ou par sa présence dans un établissement hospitalier. S'il est incontestable qu'il y a des indigents ailleurs, il n'est pas moins incontestable qu'un individu situé dans ces conditions est réellement indigent. Donc, les 4,775 décédés sortis des établissements hospitaliers, et les 800 autres secourus de leur vivant par le Bureau de bienfaisance, constituent un groupe socialement distinct et vrai.

Ainsi, nous avons

```
4,775 décès, dont 1,518 phthisiques (hospices et hôpitaux).
  800   —     —    500      —      (bureaux de bienfaisance).
______________________________
5,575   —     —   2,018      —      (assistance publique).
```

Avec ces chiffres, on obtient les résultats suivants :

1,000 décès généraux donnent 154 à 155 décès administrativement indigents, dont 132 à 133 dans les établissements hospitaliers, et 22 à 23 dans le Bureau de bienfaisance;

1,000 décès généraux donnent 55 à 56 décès phthisiques indigents, dont 42 à 43 nosocomiaux, et 13 à 14 dans les bureaux de secours;

1,000 décès indigents généraux donnent 361 à 362 décès phthisiques, dont 272 nosocomiaux, et 89 dans les bureaux de secours;

1,000 décès nosocomiaux donnent 315 décès phthisiques;

1,000 décès de Bureau de bienfaisance donnent 625 décès phthisiques;

Cette double proportion s'explique par l'affluence des phthisiques vers le Bureau de bienfaisance. Il en est de même de tous les individus dont des maladies chroniques épuisent les médiocres ressources.

Les 50 décès militaires que nous avons englobés dans les décès nosocomiaux ne peuvent pas modifier sensiblement les résultats obtenus.

Influence de la richesse.

Quittons l'échelon extrême des positions sociales pour monter à son sommet, et étudions-y l'influence des conditions hygiéniques produites par la richesse sur la phthisie tuberculeuse. Est-il vrai, en hygiène comme partout ailleurs, que les causes opposées donnent des effets opposés? Grâce à divers renseignements faciles à recueillir, comme la position sociale, le confortable du domicile, et des autres conditions au milieu desquelles un individu vit et meurt, grâce à la notoriété publique, l'enquête des décès ou leur dépouillement par une personne apte, peut permettre d'ajouter l'étiquette de riche à un bulletin mortuaire. De là, un groupe de décédés qui constituent un pôle opposé vis-à-vis un groupe rangé sous la bannière de l'indigence.

Ainsi, de même que nous avons pu défalquer des décès généraux les décès indigents, de même nous sommes arrivé à pouvoir en déduire les décès riches, c'est à dire 2,519, dont 220 phthisiques, et nous avons obtenu les résultats suivants, parallèles à ceux trouvés pour l'indigence :

1,000 décès généraux donnent 69 à 70 décès riches, dont 6 à 7 phthisiques;

1,000 décès généraux riches donnent 87 à 88 décès phthisiques.

Nous n'avons pas pu construire une série vivante par âge des indigents; les mêmes raisons nous privent d'une série vivante des riches, et nous sommes obligé d'opérer uniquement sur des décédés.

Influence du lieu de naissance.

L'endémie tuberculeuse varie suivant les localités. Les chiffres suivants, donnés par M. Bertillon, font apprécier cette variété avec une précision mathématique.

Mortalité annuelle par phthisie pour 10,000 vivants pour tous les âges confondus :

Luxembourg	25
Namur	25
Angleterre	29
Londres	29
Belgique	37
Paris	41
Flandre orientale	46
Limbourg	49

Fréquence relative des décès phthisiques par 1,000 décès généraux, pour tous les âges confondus :

Londres	114
Genève	124
Angleterre	126
Luxembourg	120
Paris	131
Namur	135
Belgique	161
Flandre orientale	196
Limbourg	214

Cette variété se poursuit même dans le nombre des individus qui succombent à un âge déterminé.

« La statistique, dit M. Bertillon, a révélé, dès ses premières investigations, que même sans sortir de notre climat, même dans les localités très circonscrites, il y a des influences de *milieux* assez puissantes pour réduire jusqu'à moitié le nombre annuel des décès phthisiques. »

La population bordelaise, comme d'ailleurs toutes celles de nos grandes villes, se compose de deux éléments très tranchés : l'élément natal et l'élément non natal. Nous avons eu la pensée de diviser en deux groupes nos décès phthisiques : ceux des individus nés dans Bordeaux, et ceux qui sont nés hors Bordeaux. Nous avons même rendu nos immigrants phthisiques à leur département natal.

Le tableau suivant contient cette distribution géographique :

Bordeaux	1,761 :	373 p. 1,000
Gironde (Bordeaux exc.)	605 :	127 —
Basses-Pyrénées	425 :	90 —
Dordogne	191 :	40 —
Landes	150 :	31 —
Lot-et-Garonne	118 :	24 —
Hautes-Pyrénées	105 :	24 —
Corrèze	105 :	24 —
Charente-Inférieure	99 :	20 —
Haute-Garonne	97 :	20 —
Charente	83 :	17 —
Cantal	80 :	16 —
Ariége	71 :	15 —
Gers	65 :	13 —
Haute-Vienne	43 :	9 —
Tarn-et-Garonne	38 :	8 —
Loire-Inférieure	30 :	6 —
Seine	29 :	6 —
Finistère	26 :	5 —
Maine-et-Loire	22	» »
Vienne	22	» »
Morbihan	20	» »
Puy-de-Dôme	20	» »
Lot	20	» »
Deux-Sèvres	18	» »
Vendée	15	» »
Manche	15	» »
Nord	14	» »
Côtes-du-Nord	14	» »
Ille-et-Vilaine	14	» »
Creuse	14	» »
Mayenne	13	» »
Aude	12	» »
Isère	12	» »
Haute-Loire	11	» »
Moselle	11	» »
Aisne	10	» »
Hérault	10	» »
Tarn	10	» »
Pas-de-Calais	10	» »
Aveyron	10	» »

Seine-Inférieure.	9	»	»
Rhône	9	»	»
Loir-et-Cher.	9	»	»
Lozère.	8	»	»
Loiret	8	»	»
Seine-et-Oise.	8	»	»
Calvados	8	»	»
Basses-Alpes.	7	»	»
Indre-et-Loire.	6	»	»
Sarthe	6	»	»
Gard	6	»	»
Drôme.	6	»	»
Bas-Rhin.	6	»	»
Eure	6	»	»
Pyrénées-Orientales.	5	»	»
Var.	4	»	»
Vosges.	4	»	»
Ardèche.	4	»	»
Ain.	4	»	»
Pays étrangers	158	»	»
Sans désignation.	107	»	»
TOTAL.	8,429		

Le recensement officiel pourrait parfaitement distribuer les habitants d'une ville entre les divers départements, d'après le lieu de naissance.

On pourrait, de cette façon, apprécier le degré de tendance qu'ont les départements à émigrer dans d'autres, et découvrir ceux vers lesquels les individus se dirigent préférablement. — Mais la feuille à remplir par les mairies ne mentionne pas ce détail au milieu d'une foule d'autres dont elle se préoccupe beaucoup. Nous savons pourtant par elle combien d'habitants de Bordeaux sont nés dans la Gironde (chef-lieu compris), combien dans les autres départements et combien dans les pays étrangers. De là, ce petit tableau :

10,000 nés dans la Gironde (Bordeaux compris).	23 à 24	d. pht.
10,000 nés dans les autres départements.	36 37	—
10,000 nés dans des pays étrangers.	25 26	—

Il ne faudrait pas conclure de ces chiffres une faveur spéciale pour les habitants de notre ville nés dans le département, car les autres habitants appartiennent en majeure partie à des âges plus prédisposés à la phthisie, et doivent, par conséquent, leur payer un tribut plus fort.

La question de l'influence de la race est implicitement renfermée dans celle de l'influence du lieu de naissance. — Mais nous n'avons pas eu l'intention de la faire entrer dans le cadre de nos recherches. Notre travail, borné à un seul milieu géographique, pourra peut-être devenir utile pour un travail synthétique sur la question.

POPULATION DE BORDEAUX

RECENSEMENT DE 1861 (AVANT L'ANNEXION)

De 0 à 5 ans.	11,956	5,869 hommes	6,087 femmes	
5 10	10,189	5,117 —	5,072	—
10 15	11,141	5,471 —	5,670	—
15 20	15,417	7,202 —	8,215	—
20 25	16,873	6,834 —	10,039	—
25 30	17,360	7,116 —	10,244	—
30 35	14,468	6,640 —	7,828	—
35 40	14,033	6,189 —	7,844	—
40 45	10,887	5,382 —	5,505	—
45 50	11,169	5,150 —	6,019	—
50 55	8,068	3,986 —	4,082	—
55 60	7,504	3,486 —	4,018	—
60 65	5,336	2,633 —	2,703	—
65 70	3,355	1,338 —	2,017	—
Après 70	4,130	1,634 —	2,496	—
	161,886	74,047 hommes	87,839 femmes	

RECENSEMENT DE 1866 (APRÈS L'ANNEXION)

De 0 à 5 ans.	14,932	7,335 hommes	7,597 femmes	
5 10	12,760	6,417 —	6,343	—
10 15	12,130	5,861 —	6,269	—

De 15 à 20 ans.	17,053 :	8,155 hommes		8,902 femmes	
20 25	19,240	7,532	—	11,708	—
25 30	19,055	7,784	—	11,271	—
30 25	14,513	7,028	—	7,485	—
35 40	18,609	10,197	—	8,406	—
40 45	18,058	10,329	—	7,729	—
45 50	15,303	7,160	—	7,143	—
50 55	8,243	5,094	—	3,109	—
55 60	10,558	5,132	—	5,426	—
60 05	5,099	2,511	—	2,588	—
05 70	3,446	1,382	—	2,004	—
Après 70	3,363	1,585	—	1,778	—
	191,356	93,498 hommes		97,858 femmes	

Hommes entre 20 et 40 ans. . . . { 16,851 mariés ou veufs
15,690 célibataires

Femmes entre 20 et 40 ans. . . . { 19,995 mariées ou veuves
18,916 célibataires.

MORTUAIRE GÉNÉRALE DE 1858 A 1866 (9 ANS)

De 0 à 5 ans.	10,601 :	5,698 hommes		4,903 femmes	
5 10	877	442	—	435	—
18 15	637	276	—	361	—
15 20	1,231	623	—	608	—
20 25	1,634	726	—	908	—
25 30	1,512	777	—	735	—
30 35	1,475	682	—	793	—
35 40	1,493	725	—	768	—
40 45	1,400	759	—	641	—
45 50	1,479	794	—	685	—
50 55	1,516	811	—	705	—
55 60	1,823	975	—	848	—
60 65	2,147	1,146	—	1,001	—
65 70	2,354	1,212	—	1,142	—
Après 70	5,842	2,400	—	3,442	—
	36,081	18,046 hommes		18,035 femmes	

MORTUAIRE PHTHISIQUE DE 1858 A 1866 (9 ANS)

De 0 à 5 ans,	263 :	133 hommes	130 femmes	
5 10	99	40 —	59 —	
10 15	185	55 —	130 —	
15 20	493	205 —	288 —	
20 25	715	319 —	396 —	
25 30	677	309 —	368 —	
30 35	560	258 —	302 —	
35 40	523	225 —	298 —	
40 45	387	209 —	178 —	
45 50	277	157 —	120 —	
50 55	224	145 —	79 —	
55 60	203	114 —	89 —	
60 65	102	64 —	38 —	
65 70	67	38 —	29 —	
Après 70	54	32 —	22 —	
	4,829	2,302 hommes	2,527 femmes	

Entre 20 et 40 ans . . 1,284 célibataires (681 h. — 603 f.)
— 20 et 40 ans . . 1,191 mariés et veufs (430 h. — 761 f.)